AF300837

gespräche mit jonas

..machen Mut zum Leben

Komm

mit mir

nach Hause

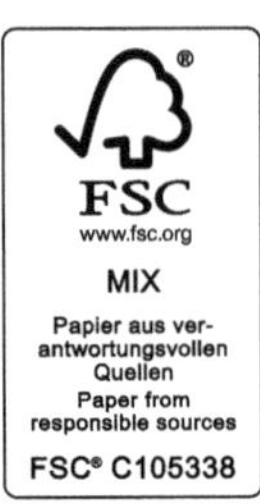

Bibliografische Information
der Deutschen Nationalbibliothek:
Die Deutsche Nationalbibliothek verzeichnet
diese Publikation in der Deutschen National-
bibliografie. Detaillierte bibliografische Daten
sind im Internet über http://dnb.dnb.de abrufbar.
Herstellung und Verlag: BoD – Books on
Demand, Norderstedt

ISBN
9783754305041

www.gespräche-mit-jonas.de
mail: opanic@web.de

Covergestaltung: Wolfgang Nicolaus
Bildnachweise:
Cover   Human Pixabay
Cover   Cherezoff   123 RF
Seite 9   Human   Pixabay
Seite 10   Kamenuka   123 RF
Seite 11   Prettyvectors   123 RF
Seite 12   Antimartina   123 RF
Seite 13   Yusakp   123 RF
Seite 14   Rudall30   123 RF
Seite 15   Pavlik18   123 RF
Seite 16   Ajibon   123 RF

InhaltSeite

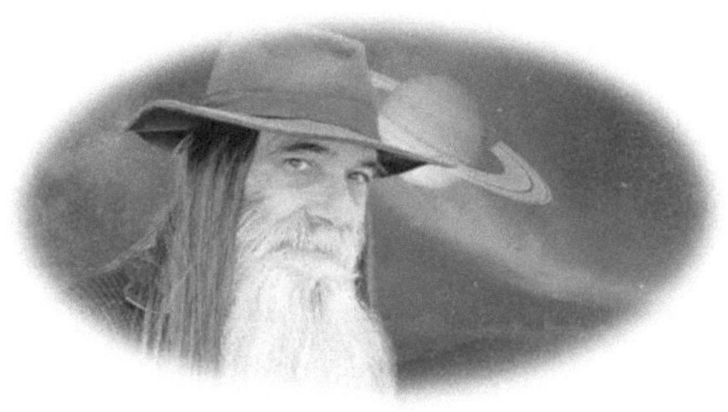

Ich bin Jonas

Manche sagen Schutzengel zu mir.
Jonas finde ich allerdings persönlicher.

Ich komme von dort, wo du bald hingehst.
Wenn du möchtest, begleite ich dich
auf deinem Weg dorthin.

Bald spürst du die Liebe des Himmels.
Sie wird dir Heimat in Weisheit sein.

Lass los deinen Körper,
und komm einfach mit mir.

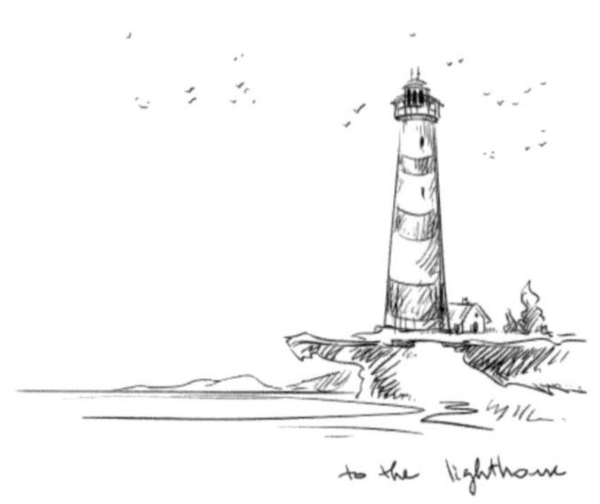

Lass mich dein Leuchtturm sein

Ich habe mich verschrieben
der göttlichen Liebe aus freier Entscheidung.

Für alle, und auch jene,
die nicht an mich glauben.

Als Hirte des Himmels zeig ich dir die Richtung.
Egal wie du denkst.

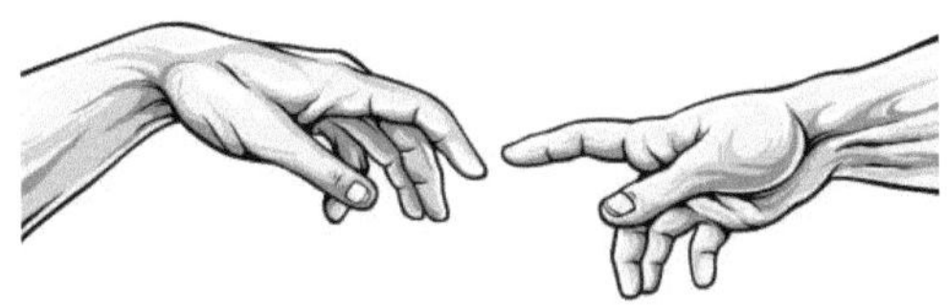

Wenn du den Himmel schon im Herzen hast

…ist der Weg dir nicht fremd.
Du weißt um den Heimgang,
und trägst die Sehnsucht zum Schöpfer in dir.

Du lässt alles los,
weil nichts mehr gebraucht wird.

Ich bin dir ganz nahe,
und bleibe bei dir, bis du daheim bist.

Behütet wirst du sein im Schoße des Herrn.

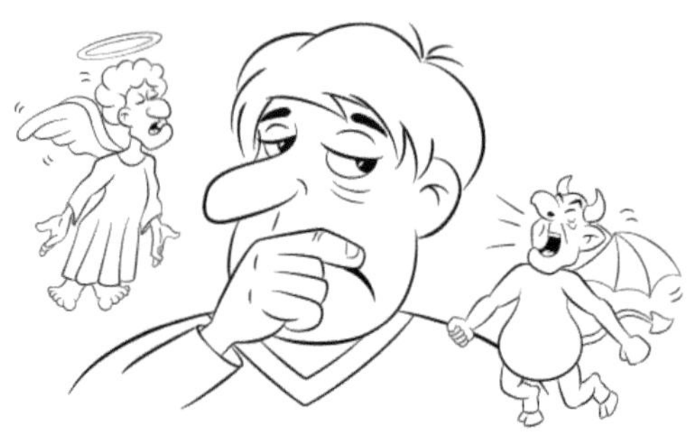

Wenn der Himmel für dich nicht real ist

…bist du trotzdem willkommen.
Auch dich will ich leiten auf himmlischen Weg.
Du musst nicht erst fromm sein,
dass ich dich erkenne.
Ich nehme dich an, wie immer du bist.

Glaube ist kein Gutschein für Himmels Gewölbe.
Die Gesinnung des Herzens entscheidet darüber.

Gelassenheit wird kommen,
ganz so wie du es willst.

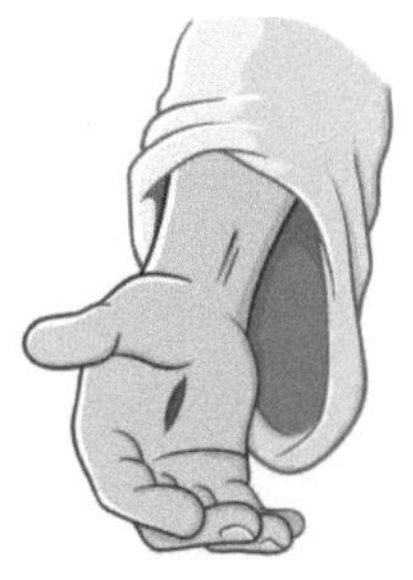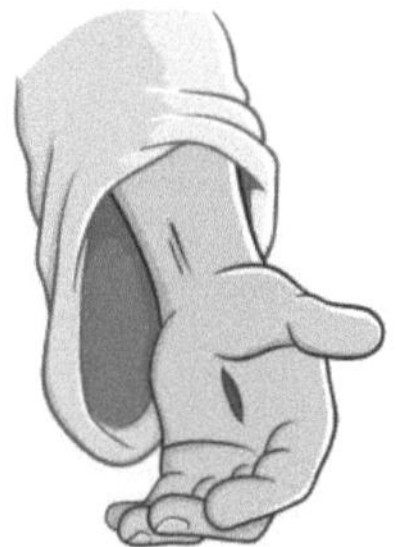

Ich bin gern dein Begleiter

…und führe dich sicher nach Hause.

Dein Weg wird beschwingt sein,
weil du jetzt nach vorn schaust.

Ich werde dich nähren mit Worten des Geistes.
Ich werde dich salben schon weit vor dem Ziel.

Ich werde dich stützen, sofern du mal strauchelst,
weil Angst dich noch festhält.
Mit mir kannst du auch weinen.

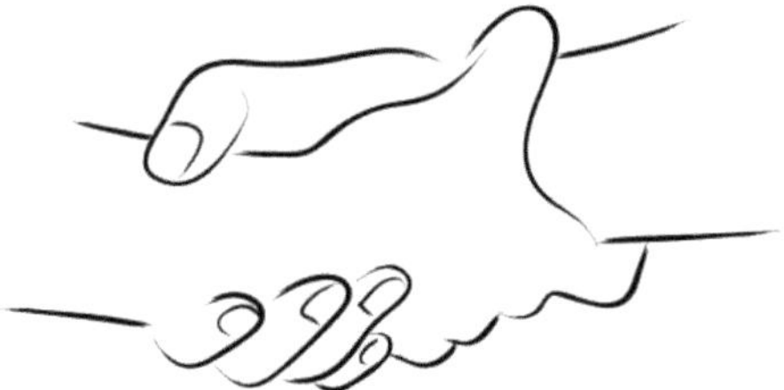

Vertrauen in Vollkommenheit

Ergreif meine Hand und lehne dich an mich.
Die Augen geschlossen, siehst du schon dein Ziel.

Gefahr droht dir niemals,
denn Angst kommt nicht mit.
Den Zugang zum Himmel - den hat sie ja nicht.
Ihr Wirken ist hier nur, und das lässt du jetzt los.

Nichts ist mehr dringend.
Das Licht hüllt dich ein.
Vertrau mir ganz einfach, es wird alles gut.

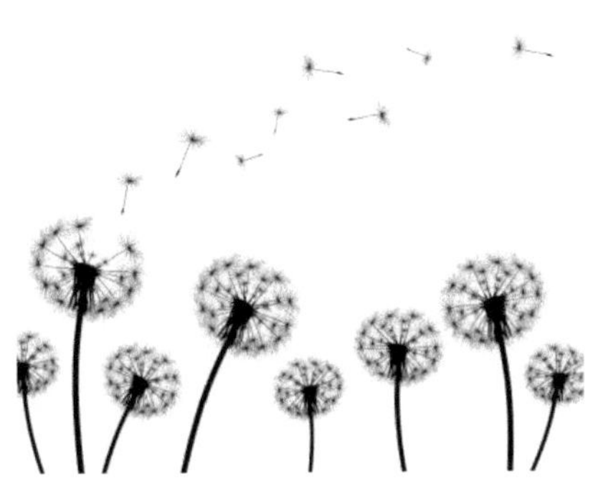

Wir werden bald losgehen

Begleiter war ich oft schon,
als Lotse beauftragt mit Gottes Geduld.

Seine Tür steht dir offen, wie immer es war.
Es ist ein Moment nur, sie hat keine Schwelle.
Es gibt keine Kälte, du gehst in die Wärme.
Es gibt keinen Streit mehr, es wartet die Freude.
Wir gleiten zusammen in himmlische Weiten.

Man wird dich erwarten in Liebe zu dir.
Ich gebe dich weiter an Seelengefährten.

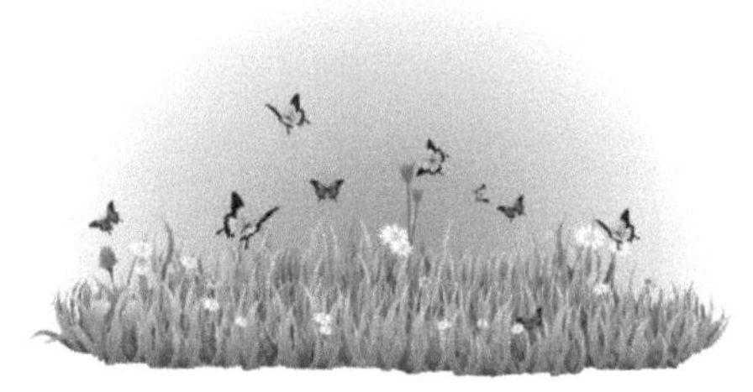

Dein neues Leben

Du fühlst Überraschung zuhause zu sein.
Umarmen wirst du alle, die lange dich kennen.

Gericht wird's nicht geben, das ist nur auf Erden.
Erfahren darfst du alles, was wichtig jetzt ist.

Die himmlische Liebe wird dich nähren
im Herzen und im Geist.
Dein Wesen wird unendlich reichhaltig sein.

Wenn du mal gedacht hast, wie Eden so ist,
dann schreite hinein und bleib wo du bist.

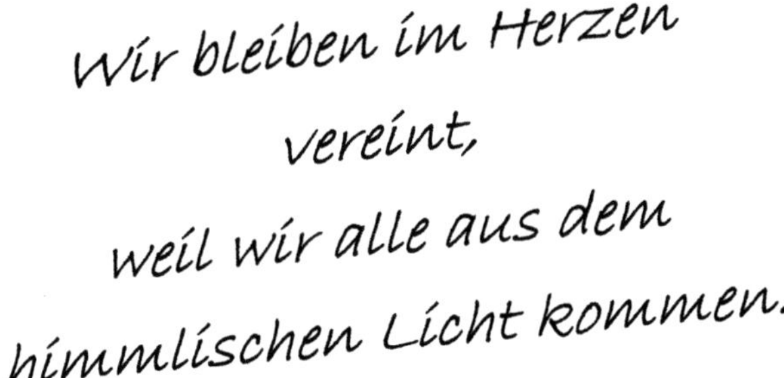

Wir bleiben im Herzen
vereint,
weil wir alle aus dem
himmlischen Licht kommen.

18

20

24